Dedicatoria

A mi madre, cuyo amor incondicional y fortaleza han sido el pilar de mi vida. Todo lo que soy te lo debo a ti.

A mi familia, por su apoyo constante y su fe en mí, aun en los momentos más difíciles.

A todos los que, con coraje y dedicación, luchan por cuidar su cuerpo mientras enfrentan las exigencias del trabajo diario.

Introducción

El trabajo ha sido un pilar fundamental de la vida humana desde los albores de la civilización. A lo largo de los siglos, las sociedades han desarrollado diversos métodos y sistemas de trabajo, desde las simples tareas manuales de las primeras comunidades agrarias hasta los complejos procesos industriales que surgieron con la revolución industrial. En la actualidad, vivimos en una era de constante evolución tecnológica, donde el trabajo no solo es una necesidad, sino también un motor de desarrollo personal y social.

Sin embargo, aunque el trabajo ha permitido el progreso y el bienestar de las sociedades, también ha impuesto un desgaste inevitable en el cuerpo humano. Durante la juventud, es común que las personas subestimen la importancia del cuidado físico, priorizando la productividad y la ambición profesional por encima de la salud. En esta etapa de la vida, el cuerpo parece resiliente y capaz de soportar grandes cargas, tanto físicas como mentales. No obstante, con el paso del tiempo, el cuerpo comienza a manifestar los efectos acumulados de la actividad laboral intensa o repetitiva, dando lugar a dolencias y patologías que pueden afectar drásticamente la calidad de vida.

Es en la madurez cuando muchas personas se enfrentan a una dura realidad: el cuerpo ya no responde como antes. Movimientos que alguna vez fueron automáticos o sin esfuerzo se tornan dolorosos; los músculos, ligamentos y articulaciones muestran señales de desgaste; y enfermedades relacionadas con el trabajo, como el síndrome del túnel carpiano, la fascitis plantar o el espolón calcáneo, empiezan a aparecer.

Para muchas personas, reducir o cesar la jornada laboral es una opción inviable debido a las responsabilidades económicas y familiares. Esta presión lleva a una espiral de esfuerzo adicional, donde se intenta trabajar con mayor dificultad y dolor, pero con una productividad decreciente. Es un ciclo que, si no se aborda adecuadamente, puede tener consecuencias graves a largo plazo.

Este libro surge como una guía para entender las patologías más comunes asociadas con la actividad laboral y el envejecimiento, y cómo se pueden prevenir o tratar. A través de un enfoque práctico y basado en la experiencia clínica, exploraremos no solo las causas y síntomas de estas afecciones, sino también las soluciones más efectivas para aliviarlas. El objetivo es brindar a los lectores herramientas útiles para mejorar su bienestar físico y, al mismo tiempo, lograr un equilibrio saludable entre el trabajo y el autocuidado.

Agradecimientos

Este libro no habría sido posible sin el apoyo y la colaboración de muchas personas a lo largo de este camino. Quiero expresar mi más sincero agradecimiento a quienes han sido parte de esta travesía.

A mi madre, por su amor incondicional, su fortaleza y por enseñarme el valor del esfuerzo y la perseverancia. Su ejemplo me ha guiado en cada paso y me ha inspirado a superar cualquier obstáculo.

A mi familia, por su paciencia y comprensión en los momentos más desafiantes. Gracias por brindarme un espacio de amor y apoyo, que me ha permitido seguir adelante en mi profesión y en la realización de este libro.

Un agradecimiento especial a **Camila Andrea Tamayo Corredor**, fisioterapeuta graduada en Colombia y España, por su valiosa ayuda en la redacción de una parte de este libro. Su contribución ha sido fundamental para dar forma a este proyecto.

A mi equipo en **Fisio Sport NF Limited: Hady, Samanta y Sonia**, por su dedicación diaria y por ser parte esencial del crecimiento y éxito de nuestra clínica. Su compromiso con la fisioterapia y el bienestar de nuestros pacientes ha sido un pilar importante en mi carrera.

A mis colegas y mentores, quienes con su dedicación y pasión por la fisioterapia me han inspirado a continuar aprendiendo y a mejorar constantemente en mi práctica. Sus enseñanzas han sido esenciales para el contenido de esta obra.

A mis pacientes, cuyo coraje y confianza han sido una fuente de motivación diaria. Gracias por permitirme acompañarlos en su camino hacia la recuperación y el bienestar.

Finalmente, agradezco a todos los que han contribuido directa o indirectamente a este proyecto, ya sea a través de sus palabras de aliento, su tiempo, o su sabiduría. Su influencia ha dejado una huella invaluable en estas páginas.

Contenido

Dedicatoria..
Introducción..
Agradecimientos..
LA SALUD ES LA AUSENCIA DEL DOLOR..
Razones para una Guía Práctica y Fácil..
    Conexión entre la Fisioterapia y el Ámbito Laboral.......
Dolores más comunes..**1**

    Tendinitis en el Manguito Rotador................................ 1

    Epicondilitis Medial del Codo ("Codo de Golfista")..... 1

    Epicondilitis Lateral ("Codo de Tenista")..................... 1

    Tendinitis de Quervain.. 1

    Síndrome del Túnel Carpiano o Parálisis Tardía del Nervio Mediano 1

    Problemas en las Cervicales 2

    Lumbalgia 2

    Ciática 2

    Síndrome Piramidal 2

    Ligamento Lateral Externo de la Rodilla 2

    Ligamento Cruzado Posterior 3

    Ligamento Cruzado Anterior 3

    Dolor en el Tendón Patelar o Rotuliano 3

    Síndrome Poplíteo 3

    Isquiotibiales 4

    Semimembranoso y Semitendinoso 4

    Músculo Cuádriceps 5

    Psoas Ilíaco 5

    Músculo Sóleo 5

    Dolor en los Gemelos 6

Túnel del Tarso 64
Espolón Calcáneo 67
Fascitis Plantar 71
Esguince de Tobillo 74
Conclusiones **79**
Bibliografía **81**

LA SALUD ES LA AUSENCIA DEL DOLOR

"GUÍA PRÁCTICA PARA CALMAR EL DOLOR"

Razones para una Guía Práctica y Fácil

Tanto para empleados como para empleadores y empresas, las ausencias por dolores musculares representan una pérdida significativa de tiempo y recursos. Como fisioterapeutas experimentados y conscientes de las patologías recurrentes, aspiramos a crear una guía informativa para prevenir o reducir el dolor. Esta guía, a través de códigos QR, ofrecerá ejercicios fundamentales para aliviar molestias y dolores, así como sugerencias sobre el tiempo de descanso necesario para minimizar las ausencias laborales.

Conexión entre la Fisioterapia y el Ámbito Laboral

Nuestra meta principal es fomentar la conexión entre fisioterapeutas y el ámbito laboral, con el fin de reducir el ausentismo en el lugar de trabajo, mediante la difusión de información de calidad y la promoción de prácticas preventivas. Este enfoque beneficiará tanto a trabajadores como a empleadores, optimizando la salud y el rendimiento en el trabajo.

Un Viaje de Prevención: Fusionando lo Tradicional con la tecnología

Este libro ofrece una experiencia única, adaptada a distintas generaciones, desde la Generación "Z" hasta los híbridos y los millennials. Explorarán la relación entre la vida cotidiana y la fisioterapia moderna a través del uso innovador de códigos QR. Fusionamos lo tradicional con la tecnología contemporánea, llevándolo a videos interactivos con ejercicios y estiramientos específicos, diseñados para prevenir o recuperarse de diversas patologías.

Exploración de Dolencias Comunes

A lo largo de años de trabajo en consulta, las dolencias más comunes han sido la fuente de inspiración para crear esta obra. Aquí explicaremos, de manera accesible, cómo se originan las contracturas, sus efectos en el cuerpo y qué músculos se ven afectados, apoyándonos en dibujos intuitivos.

Recursos Audiovisuales y Consejos Prácticos

Además, encontrará consejos prácticos para aliviar el dolor y la inflamación. Los videos demostrativos, accesibles mediante el escaneo de un código QR, le mostrarán los estiramientos recomendados de manera clara y sencilla.

Recordatorio Importante

Este libro busca ofrecer una experiencia interactiva única, donde la lectura se complementa con recursos audiovisuales. Sin embargo, es esencial recordar que este material es una guía para aliviar molestias y no un sustituto del diagnóstico y tratamiento médico profesional. Siempre recomendamos consultar a un especialista de la salud para obtener un diagnóstico preciso de su condición.

Únase a esta nueva forma de encontrar alivio para los dolores musculares y esqueléticos. Juntos, exploraremos caminos hacia una mejoría física y bienestar.

Dolores más comunes

Tendinitis en el Manguito Rotador

La tendinitis en el manguito rotador es la causa más común de dolor en los hombros en adultos y puede llegar a ser incapacitante.

¿Cómo Identificar el Dolor?

El dolor asociado a esta condición suele ser localizado y profundo en la región del hombro. Puede intensificarse al intentar elevar el brazo y persistir incluso en reposo, lo que genera dificultades en actividades cotidianas como peinarse, colocar objetos en zonas altas o sostener objetos, como cargar a un bebé.

¿Qué Provoca la Tendinitis en el Manguito Rotador?

Esta tendinitis resulta de la inflamación del tendón, frecuentemente causada por el sobreuso y/o sobreesfuerzo en el trabajo. Los movimientos repetitivos y de corta amplitud pueden agravar el dolor.

¿Cuánto Tiempo Dura la Recuperación?

La recuperación generalmente toma entre cuatro y seis semanas.

¿Cómo Prevenir o Aliviar los Síntomas Antes de Consultar con un Fisioterapeuta?

Si experimenta síntomas, es crucial abordarlos de inmediato. Se recomienda aplicar hielo para reducir la inflamación y aliviar el dolor. Al hacerlo, realice movimientos circulares en toda la zona para proporcionar un masaje en frío efectivo. Luego, puede aplicar un masaje suave con crema en toda la escápula y la parte anterior del hombro. Es fundamental evitar el esfuerzo en la zona afectada, especialmente con peso o agarres por encima de la cabeza.

Acceso a Ejercicios y Estiramientos Específicos

Para realizar ejercicios y estiramientos específicos, escanee el código QR adjunto. Este material está diseñado como un complemento y no como un sustituto del diagnóstico y tratamiento profesional. Consulte siempre con un fisioterapeuta para obtener orientación personalizada.

El código QR lo dirigirá a recursos audiovisuales que le guiarán en la realización de ejercicios y estiramientos diseñados para disminuir el dolor.

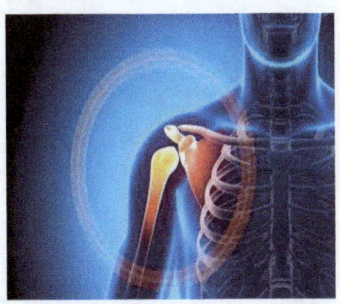

Epicondilitis Medial del Codo ("Codo de Golfista")

La epicondilitis medial de codo, también conocida como "codo de golfista", se caracteriza por dolor en la región musculo tendinosa del epicóndilo medial.

Este dolor puede ser agudo durante ciertos movimientos específicos, pero generalmente se desarrolla de manera gradual. Su intensidad puede aumentar con la actividad y disminuir con el reposo. Además, quienes sufren esta condición pueden experimentar pérdida de fuerza y dificultad para llevar objetos.

¿Qué Provoca la Epicondilitis Medial de Codo?

Esta condición suele desencadenarse por una sobrecarga o exceso de movimientos repetitivos, comúnmente asociados con ciertos deportes o actividades laborales.

¿Cuánto Tiempo Dura el Malestar?

La recuperación de la epicondilitis medial de codo generalmente toma entre cuatro y seis semanas.

¿Cómo Prevenir o Aliviar los Síntomas Antes de Consultar con un Fisioterapeuta?

Ante la aparición de síntomas, es esencial tomar medidas inmediatas. Se recomienda comenzar reduciendo la inflamación mediante la aplicación de hielo. Luego, realice un masaje suave desde el codo hasta el antebrazo para relajar la musculatura.

Es importante disminuir el esfuerzo para permitir el descanso del brazo, aunque sin dejar de realizar movimientos leves para mantener la movilidad. La prevención activa incluye medidas como modificar técnicas o posturas que generen tensión en la zona afectada.

Acceso a Ejercicios y Estiramientos Específicos

Para realizar ejercicios y estiramientos específicos, escanee el código QR adjunto. Recuerde que este material actúa como un complemento y no como un sustituto del diagnóstico y tratamiento profesional. Consulte siempre con un fisioterapeuta para obtener orientación personalizada.

El código QR le llevará a recursos audiovisuales que le guiarán en la realización de ejercicios y estiramientos diseñados para disminuir el dolor.

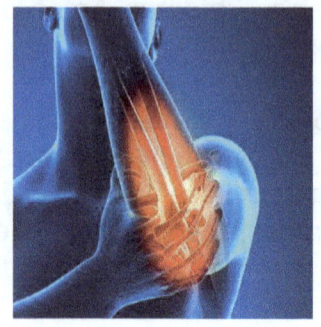 

Epicondilitis Lateral ("Codo de Tenista")

La epicondilitis lateral, comúnmente conocida como "codo de tenista", se caracteriza por causar dolor e incapacidad funcional. Este dolor se localiza en la parte lateral del codo y puede resultar en una disminución de la fuerza de presión. En casos avanzados, la patología puede incluso causar molestias durante el sueño.

¿Qué Provoca la Epicondilitis Lateral?

Aunque su origen no se comprende completamente, se ha observado que puede estar relacionada con movimientos repetidos de extensión de la muñeca y supinación del antebrazo.

¿Cuánto Tiempo Dura el Malestar?

Por lo general, se observa una mejora significativa en la fuerza, resistencia y una reducción del dolor alrededor de la sexta semana.

¿Cómo Prevenir o Aliviar los Síntomas Antes de Consultar con un Fisioterapeuta?

En presencia de inflamación, se recomienda aplicar hielo para reducir el dolor. Posteriormente, realizar un suave masaje en todo el antebrazo puede contribuir a aliviar la tensión muscular. Es crucial disminuir los esfuerzos y evitar cargar objetos pesados para no agravar la condición.

Acceso a Ejercicios y Estiramientos Específicos

Para realizar ejercicios y estiramientos específicos, escanee el código QR adjunto. Este material está diseñado como complemento y no como sustituto del diagnóstico y tratamiento profesional. Consulte siempre con un fisioterapeuta para obtener orientación personalizada.

El código QR lo dirigirá a recursos audiovisuales que le guiarán en la realización de ejercicios y estiramientos diseñados para disminuir el dolor.

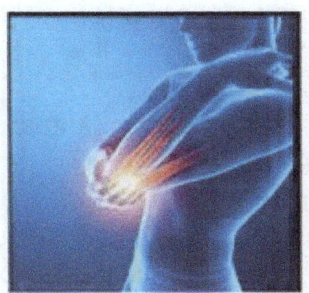 

Tendinitis de Quervain

La tendinitis de Quervain afecta principalmente la parte dorsal de la mano, generando dolor pronunciado en el dedo pulgar y limitando la capacidad de realizar actividades. Es común en personas que cuidan a niños pequeños, ya que este grupo ejerce presión en los tendones de la mano y muñeca.

¿Qué Provoca el Dolor en la Tendinitis de Quervain?

La causa más común de esta condición es la ejecución incorrecta de movimientos de la mano. Además, el sobreuso de la extremidad superior puede contribuir al desarrollo de la tendinitis de Quervain.

¿Cuánto tiempo dura la condición?

En ocasiones, la tendinitis de Quervain puede persistir durante varios meses, pero si se aborda adecuadamente desde el principio, la recuperación puede lograrse en aproximadamente cuatro semanas.

¿Cómo Prevenir o Aliviar los Síntomas Antes de Consultar con un Fisioterapeuta?

Es crucial reducir el exceso de trabajo que involucre la parte afectada. En caso de inflamación, la aplicación de hielo puede resultar beneficiosa. En algunos casos, el uso de férulas puede contribuir a disminuir el dolor y brindar soporte.

Acceso a Ejercicios y Estiramientos Específicos

Para realizar ejercicios y estiramientos específicos, escanee el código QR adjunto. Recuerda que este material es un complemento y no un sustituto del diagnóstico y tratamiento profesional. Consulte siempre con un fisioterapeuta para obtener orientación personalizada.

El código QR lo dirigirá a recursos audiovisuales que le guiarán en la realización de ejercicios y estiramientos diseñados para disminuir el dolor.

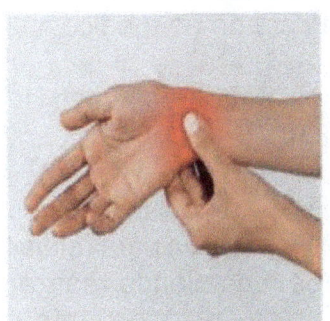 

Síndrome del Túnel Carpiano o Parálisis Tardía del Nervio Mediano

El síndrome del túnel carpiano, también conocido como parálisis tardía del nervio mediano, presenta síntomas como parestesia en la mano, debilidad o atrofia del abductor corto del pulgar o del oponente del pulgar.

¿Qué Provoca el Dolor en el Síndrome del Túnel Carpiano?

Este síndrome es causado por una compresión del nervio mediano, debido a una posición inadecuada de la muñeca y la mano durante movimientos forzados y repetitivos.

¿Cuánto Tiempo dura el Síndrome del Túnel Carpiano?

Es un síndrome delicado; los síntomas leves podrían resolverse en menos de 10 meses. Sin embargo, si ya experimenta entumecimiento en la mano, se recomienda consultar con un médico.

¿Cómo Prevenir o Aliviar los Síntomas Antes de Consultar con un Fisioterapeuta?

Para aliviar el dolor, se sugiere realizar un masaje en el cuello, brazo, antebrazo y muñeca para relajar la zona afectada. Además, se recomienda realizar ejercicios específicos como parte del tratamiento.

Acceso a Ejercicios y Estiramientos Específicos

Para realizar ejercicios y estiramientos específicos, escanee el código QR adjunto. Este material es un complemento y no un sustituto del diagnóstico y tratamiento profesional. Consulte siempre con un fisioterapeuta para obtener orientación personalizada.

Este código QR lo dirigirá a recursos audiovisuales que le guiarán en la realización de ejercicios y estiramientosdiseñados para disminuir el dolor.

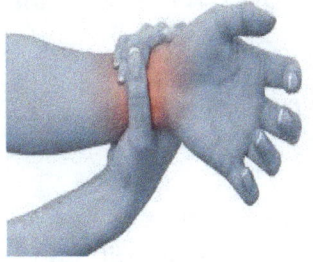 

Problemas en las Cervicales

El dolor cervical se describe de manera diferente por cada paciente, pero generalmente se caracteriza por molestias y limitación del movimiento en el cuello.

¿Qué Provoca el Dolor en las Cervicales?

Este dolor es frecuentemente causado por una mala postura o la práctica incorrecta de ejercicio, lo que lleva a una adaptación anómala de la musculatura debilitada,la cual se ve sometida a una mayor carga y tensión, lo que resulta en rigidez y la aparición del dolor cervical.

¿Cuánto Tiempo Dura el Dolor Cervical?

La duración del dolor cervical puede variar significativamente dependiendo de su origen, y puede extenderse desde días hasta semanas e incluso meses.

¿Cómo Prevenir o Aliviar los Síntomas Antes de Consultar con un Fisioterapeuta?

Para prevenir o aliviar los síntomas de dolor cervical, es crucial reducir la tensión y la carga de trabajo en el cuello. Incrementar la realización de ejercicios y estiramientos específicos puede contribuir a mejorar la movilidad y fortaleza de la musculatura cervical.

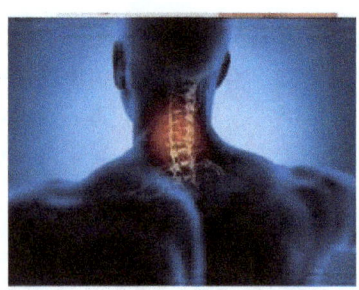

Lumbalgia

La lumbalgia se manifiesta como un dolor sordo o agudo en la zona lumbar, que puede estar acompañado de una disminución del movimiento y, en algunos casos, provocar trastornos del sueño.

¿Qué Provoca el Dolor en la Lumbalgia?

La lumbalgia puede ser causada por una alteración anatomopatológica que resulta en una mala postura o algún daño tisular. Sin embargo, en la mayoría de los casos, la causa exacta no puede ser identificada.

¿Cuánto tiempo dura la Lumbalgia?

La duración del dolor lumbar varía, y puede prolongarse desde días hasta semanas o incluso meses. En algunos casos, puede persistir entre seis y 12 semanas.

¿Cómo Prevenir o Aliviar los Síntomas Antes de Consultar con un Fisioterapeuta?

Es esencial reducir la tensión durante el trabajo físico y considerar cambios en el estilo de vida, como aumentar la actividad física. Estas medidas pueden ayudar a prevenir o aliviar los síntomas de la lumbalgia antes de consultar con un fisioterapeuta.

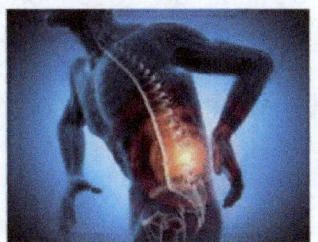

Ciática

La ciática se caracteriza por un dolor agudo, punzante y profundo que sigue la trayectoria del nervio ciático, provocando debilidad, entumecimiento y/o sensación de hormigueo en áreas como el glúteo, muslo, pierna, tobillo y/o pie. Este dolor es mayormente unilateral.

¿Qué Provoca el Dolor de Ciática?

La causa más común es la compresión o irritación de las raíces del nervio ciático en la columna vertebral, frecuentemente debido a un disco herniado.

¿Cuánto Tiempo Dura el Dolor de Ciática?

El dolor de ciática puede durar entre cuatro y seis semanas, especialmente si los síntomas son leves.

¿Cómo Prevenir o Aliviar los Síntomas Antes de Consultar con un Fisioterapeuta?

Para prevenir el dolor ciático, se recomienda aumentar las actividades físicas sin carga y reducir la carga de trabajo. Estas medidas pueden ayudar a disminuir la incidencia de la ciática y a aliviar los síntomas antes de buscar atención de un fisioterapeuta.

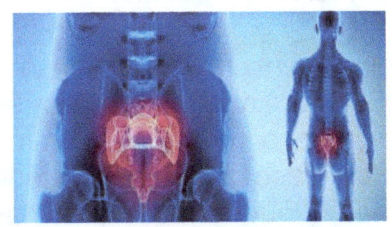 

Síndrome Piramidal

¿Qué es el síndrome piramidal?

El síndrome piramidal se refiere a la irritación o compresión del nervio ciático causada por el músculo piriforme, no por su acortamiento. El músculo piriforme, ubicado en la región glútea, puede comprimir el nervio ciático, produciendo dolor agudo y punzante en esta área.

¿Cómo aliviar el síndrome piramidal?

Es crucial realizar ejercicios de estiramiento para el músculo piriforme regularmente, especialmente al levantarse, antes de acostarse y antes de actividades físicas intensas. Aplicar hielo en la zona afectada durante las primeras 48 horas puede ayudar a reducir la inflamación y aliviar el dolor. Además, se recomienda la consulta con un fisioterapeuta para una evaluación y tratamiento personalizados.

¿Cómo saber si tengo síndrome piramidal?

Los síntomas típicos incluyen un dolor intenso y molesto en la región glútea, que a menudo se describe como un pinchazo o una sensación de mordedura. En algunos casos, el dolor puede irradiar hacia las piernas, y puede haber síntomas neurológicos como hormigueo o entumecimiento.

¿Cuánto tiempo dura el síndrome piramidal?

El tiempo de recuperación puede variar según el caso, pero con un tratamiento adecuado y siguiendo las recomendaciones del médico o fisioterapeuta, la recuperación suele ocurrir en aproximadamente un mes (4 semanas).

Causas y mecanismos de lesión

El músculo piriforme está implicado en movimientos relacionados con la actividad física y el trabajo. El engrosamiento o la contractura del músculo puede comprimir el nervio ciático, provocando dolor que puede irradiar a lo largo del trayecto del nervio hacia los miembros inferiores.

¿Cómo se trata?

➢ Reducir la tensión muscular con masajes descontracturantes.
➢ Aplicar masajes terapéuticos profundos y técnicas específicas para tratar la contractura.

➢ Realizar estiramientos pasivos o activos del músculo piriforme y la musculatura glútea.

➢ Seguir las recomendaciones de un fisioterapeuta para ejercicios específicos en casa, adaptados a las necesidades individuales.

Para acceder a ejercicios y estiramientos específicos, escanee el código QR adjunto. Este material actúa como complemento y no como sustituto del diagnóstico y tratamiento profesional. Consulte con un fisioterapeuta para orientación personalizada.

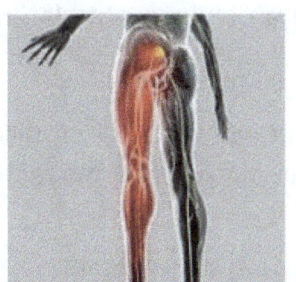

Ligamento Lateral Externo de la Rodilla

¿Qué es el ligamento lateral externo de la rodilla?

El ligamento lateral externo, también conocido como ligamento colateral externo (LCE), se localiza en el lado externo de la articulación de la rodilla. Se extiende desde el epicóndilo lateral del fémur (hueso del muslo) hasta la cabeza del peroné (hueso situado junto a la tibia). Este ligamento proporciona estabilidad lateral a la rodilla y limita su movimiento en esa dirección.

¿Cómo saber si tengo alguna lesión?

Los síntomas de una lesión en el ligamento lateral externo pueden incluir:

➢ Dolor en la parte exterior de la rodilla, especialmente al apoyar el pie o al mover la rodilla hacia un lado.
➢ Inflamación de la articulación de la rodilla.
➢ Sensación de rigidez e inestabilidad.
➢ En casos graves, puede haber coágulos de sangre, dolor en la pantorrilla irradiado hacia la ingle, dolor en el muslo y entumecimiento en los dedos del pie.

¿Cuánto tiempo tarda en recuperarse?

El tiempo de recuperación varía según el grado de la lesión:

➢ Grado I: Lesión leve con un tiempo de recuperaciónde 1 a 4 semanas.
➢ Grado II: Lesión moderada con recuperación de 3 a 6 semanas.
➢ Grado III: Lesión severa, que puede requerir cirugía, con un tiempo de recuperación de 8 semanas a varios meses.

La recuperación también puede verse influenciada por factores individuales como genética, género y nivel de actividad física.

¿Cuáles son las causas de la lesión?

Las lesiones en el ligamento lateral externo suelen ocurrir debido a:

➢ Presión en el lado externo de la rodilla durante giros bruscos o movimientos violentos.
➢ Golpes fuertes en la parte interna de la rodilla o en la espinilla mientras la rodilla está doblada.
➢ Actividades como esquí o fútbol, donde el pie puede quedar fijado al suelo mientras la rodilla se mueve bruscamente.

¿Cómo se trata?

Para tratar una lesión en el ligamento lateral externo, se recomienda:

➢ Aplicar hielo durante 10 minutos cada 4 a 6 horas durante las primeras 48 horas.
➢ Elevar la rodilla para reducir la inflamación.
➢ Evitar la actividad física hasta que el dolor y la hinchazón disminuyan.

El tratamiento específico dependerá del grado de la lesión. En lesiones moderadas a graves, la fisioterapia es fundamental. Es crucial que el diagnóstico y el plan de tratamiento sean realizados por un profesional de la salud.

Para acceder a ejercicios y estiramientos específicos, escanee el código QR adjunto. Este material es un complemento y no un sustituto del diagnóstico y tratamiento profesional. Consulte con un fisioterapeuta para obtener orientación personalizada.

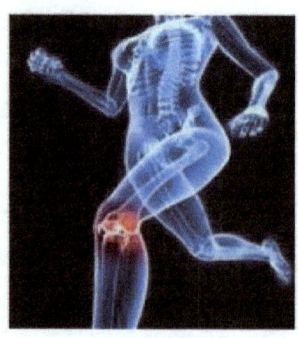

Ligamento Cruzado Posterior

¿Qué es el ligamento cruzado posterior?

El ligamento cruzado posterior (LCP) se encuentra en el centro de la articulación de la rodilla, formando una "X" con el ligamento cruzado anterior (LCA). Conecta el fémur (hueso del muslo) con la tibia (hueso de la espinilla) y es fundamental para estabilizar la rodilla al prevenir el movimiento excesivo hacia atrás de la tibia en relación con el fémur.

¿Cómo saber si tengo una lesión en el ligamento cruzado posterior?

Una lesión en el LCP, como una rotura, puede causar:

➢ Dolor intenso en la rodilla.
➢ Sensación notable de inestabilidad que puede llevar a caídas.
➢ Hinchazón y hematomas en la zona afectada.
➢ En casos graves, puede ser necesaria una intervención quirúrgica.

¿Cuánto tiempo tarda en recuperarse?

Después de una cirugía por rotura del LCP, el tiempo de recuperación suele oscilar entre 6 y 9 meses, dependiendo de la gravedad de la lesión y del progreso en la rehabilitación. La fisioterapia es crucial para una recuperación exitosa y para recuperar la movilidad y fuerza de la rodilla.

¿Cuáles son las causas de una lesión en el ligamento cruzado posterior?

Las lesiones del LCP suelen ser causadas por:

➢ Fuerzas excesivas aplicadas sobre la rodilla, como al caer sobre una rodilla flexionada o recibir un impacto directo fuerte en la parte frontal de la rodilla.
➢ Accidentes deportivos o lesiones traumáticas que implican un golpe frontal intenso a la rodilla.

¿Cómo se trata una lesión en el ligamento cruzado posterior?

El tratamiento inicial para una lesión en el LCP incluye

➢ Aplicar hielo durante las primeras 48 horas, cada 4 a6 horas, para reducir la inflamación.

➢ Utilizar una férula para limitar el movimiento de la rodilla y evitar el peso sobre ella con el uso demuletas.
➢ Buscar atención médica inmediata para evaluar el grado de la lesión y determinar el tratamiento adecuado.

Para acceder a ejercicios y estiramientos específicos, escanee el código QR adjunto. Este material es un complemento y no un sustituto del diagnóstico y tratamiento profesional. Consulte con un fisioterapeuta para obtener orientación personalizada.

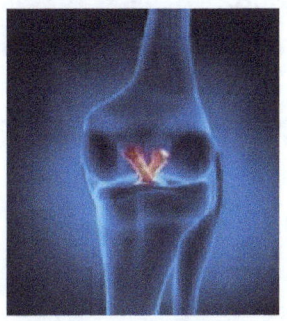 

Ligamento Cruzado Anterior

¿Qué es el ligamento cruzado anterior?

El ligamento cruzado anterior (LCA) se encuentra en la parte central de la rodilla, formando una "X" con el ligamento cruzado posterior (LCP). Su función principal es evitar que la tibia se desplace hacia adelante en relación con el fémur, contribuyendo a la estabilidad de la articulación de la rodilla.

¿Cómo saber si tengo una lesión en el ligamento cruzado anterior?

Los síntomas de una lesión en el LCA pueden incluir

- Dolor intenso, especialmente al intentar cargar peso sobre la rodilla afectada.
- Dificultad para realizar actividades deportivas o laborales.
- Sensación de inestabilidad en la rodilla.
- Hinchazón significativa.
- Percepción de que la rodilla podría ceder o doblarse.

¿Cuánto tiempo tarda en recuperarse?

Después de una cirugía por rotura del LCA, el tiempo de recuperación generalmente oscila entre 6 y 9 meses, dependiendo de la gravedad de la lesión y del progreso en la rehabilitación. Sin embargo, es común que los pacientes comiencen a caminar sin muletas en un período de 4 a 6 semanas después de la cirugía. La rehabilitación adecuada es fundamental para una recuperación exitosa.

¿Cuáles son las causas de una lesión en el ligamento cruzado anterior?

Las lesiones en el LCA son comunes en deportes que implican:

- Cambios de dirección repentinos.
- Detenciones bruscas.

- Movimientos que ejercen presión sobre la rodilla, como en el fútbol, tenis o fútbol americano.

Estas acciones pueden provocar tensiones excesivas en el LCA, resultando en su rotura.

¿Cómo se trata una lesión en el ligamento cruzado anterior?

Es crucial buscar atención médica especializada inmediatamente en caso de lesión en el LCA. El tratamiento inicial incluye:

- Aplicar hielo durante las primeras 48 horas, cada 4 a 6 horas, para reducir la inflamación.
- Utilizar una férula para limitar el movimiento de la rodilla.
- Usar muletas para evitar la carga de peso sobre la rodilla lesionada.
- Reposo para facilitar la recuperación y reducir la carga sobre la articulación.

Para acceder a ejercicios y estiramientos específicos, escanee el código QR adjunto. Este material es un complemento y no un sustituto del diagnóstico y tratamiento profesional. Consulte con un fisioterapeuta para obtener orientación personalizada.

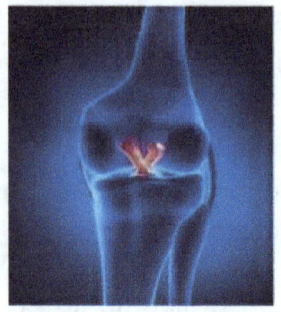 

Dolor en el Tendón Patelar o Rotuliano

¿Qué es el tendón patelar?

El tendón patelar, también conocido como tendón rotuliano, es crucial para la extensión de la rodilla. Conecta el músculo cuádriceps (en la parte frontal del muslo) con la rótula y permite acciones como correr, saltar y patear.

Este tendón es particularmente vulnerable a lesiones en personas que practican deportes que implican saltos frecuentes, como el baloncesto o el voleibol, aunque también puede verse afectado en deportes como el ciclismo, fútbol o atletismo. Se le conoce comúnmente como "rodilla del saltador".

¿Cómo saber si tengo una lesión en el tendón patelar?

Los síntomas más comunes de una lesión en el tendón patelar incluyen:

- Dolor leve y sensible en la parte frontal de la rodilla, que puede desarrollarse gradualmente y afectar uno a ambas rodillas.
- Dolor localizado en la parte inferior de la rótula.
- Inflamación del tendón.
- Dolor al correr, saltar o caminar.
- Molestias al subir o bajar escaleras y al doblar o estirar la pierna.

¿Cuánto tiempo tarda en recuperarse?

El tiempo de recuperación depende de la gravedad de la lesión:

- Tendinitis patelar leve: Puede mejorar en unas pocas semanas con tratamiento adecuado.
- Desgarro severo: Puede requerir de 3 a 6 meses para una recuperación completa, especialmente si se necesita cirugía.
- En promedio, una lesión leve puede recuperarse en aproximadamente 5 a 6 semanas.

¿Cuáles son las causas de la lesión en el tendón patelar?

El síndrome de dolor patelofemoral puede ser causado por:

> Uso excesivo: Actividades deportivas que implican correr o saltar pueden irritar la zona debajo de la rótula.
> Desequilibrios musculares: Debilidad o desbalance en los músculos que rodean la rodilla pueden contribuir a la lesión.

¿Cómo se trata una lesión en el tendón patelar?

El tratamiento para la tendinitis patelar generalmente es conservador y puede incluir:

> Reposo controlado con aplicación de hielo para reducir la inflamación.
> Electroterapia para aliviar el dolor y promover la curación.
> Vendaje funcional para controlar la inflamación si es necesario.
> Fisioterapia: Enfocada en el fortalecimiento del músculo vasto interno y el estiramiento de los cuádriceps e isquiotibiales.

En casos crónicos donde el tratamiento conservador no es efectivo, puede ser necesaria una intervención quirúrgica.

Para acceder a ejercicios y estiramientos específicos, escanee el código QR adjunto. Este material es un complemento y no un sustituto del diagnóstico y tratamiento profesional. Consulte con un fisioterapeuta para obtener orientación personalizada.

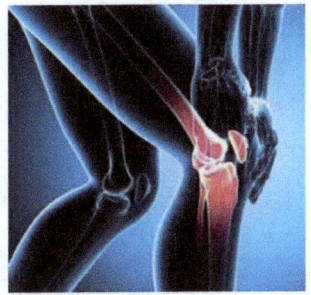 

Síndrome Poplíteo

¿Qué es el síndrome poplíteo?

El síndrome poplíteo es una condición poco común en la cual un músculo de la pantorrilla, usualmente el músculo poplíteo o los músculos gemelos, está agrandado o posicionado de manera anormal. Este músculo ejerce presión sobre la arteria poplítea, ubicada detrás de la rodilla, lo que puede causar una obstrucción parcial del flujo sanguíneo hacia la parte inferior de la pierna y el pie.

¿Cómo saber si tengo el síndrome poplíteo?

Los síntomas del síndrome poplíteo pueden incluir:

➢ Sensación de frialdad en los pies después del ejercicio.
➢ Parestesia, como hormigueo o ardor en lapantorrilla.
➢ Entumecimiento en la pantorrilla.
➢ Sensación de pesadez en la pierna.
➢ Calambres nocturnos en la parte inferior de la pierna.
➢ Hinchazón en la pantorrilla.
➢ Cambios en el color de la piel alrededor del músculode la pantorrilla.

Es recomendable consultar a un médico si experimentasdolor en las piernas, especialmente si presentan calambres en las pantorrillas o en los pies durante la actividad física.

¿Cuánto tiempo tarda en recuperarse?

El tiempo de recuperación varía según la gravedad de lacondición y la eficacia del tratamiento. Puede tomar desde semanas hasta meses, especialmente en casos crónicos, si no se toman medidas adecuadas bajo la supervisión de un profesional de la salud.

¿Cuáles son las causas del síndrome poplíteo?

El síndrome poplíteo suele ser causado por:

- Músculos agrandados o posicionados anormalmente: Generalmente, los músculos gemelos (gastrocnemios) o el músculo poplíteo pueden estar involucrados.
- Causas congénitas: La anomalía puede estar presente desde el nacimiento.
- Causas adquiridas: El músculo puede crecer más de lo normal durante el crecimiento o el ejercicio intenso, exacerbando el problema.

¿Cómo se trata el síndrome poplíteo?

El tratamiento puede incluir:

- Terapias físicas: Que promuevan la regeneración tisular y el alivio de los síntomas.
- Rutinas de estiramientos: Guiadas por un profesional de la salud para aliviar la presión sobre la arteria poplítea.

En casos crónicos o severos, puede ser necesario un tratamiento más especializado.

Para acceder a ejercicios y estiramientos específicos, escanee el código QR adjunto. Este material actúa como un complemento y no como un sustituto del diagnóstico y tratamiento profesional. Consulte con un fisioterapeuta para obtener orientación personalizada.

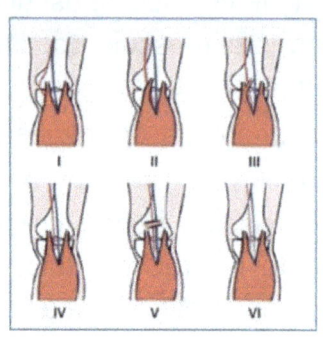 

Isquiotibiales

¿Qué son los isquiotibiales?

Los isquiotibiales son un grupo de músculos ubicados en la parte posterior del muslo, que incluyen el semimembranoso, el semitendinoso y el bíceps femoral. Estos músculos se extienden desde la cadera hasta la zona justo debajo de la rodilla. Su función principal es la extensión de la pierna hacia atrás y la flexión de la rodilla, siendo fundamentales para actividades como correr, saltar y realizar movimientos explosivos.

Contractura, desgarro o rotura de isquiotibiales

- Contractura: Se caracteriza por una tensión excesiva en el músculo que puede causar dolor, pero sin signos externos evidentes como hematomas.
- Desgarro: Se manifiesta con hematomas y moretones, y el dolor es más intenso.
- Rotura: Implica una ruptura parcial o completa de las fibras musculares, con dolor intenso y a menudo hematomas significativos.

¿Cómo saber si tengo una lesión en los isquiotibiales?

Los síntomas de una lesión en los isquiotibiales pueden incluir:

- Dolor agudo y repentino en la zona afectada.
- Hematomas y moretones.
- Dificultad para estirar la rodilla o flexionar la cadera con la rodilla estirada.
- Molestias al doblar la rodilla contra resistencia.
- Sensación de debilidad al caminar.

Las lesiones de isquiotibiales se clasifican en tres grados:

- Primer grado: Daño leve a las fibras musculares, con dolor mínimo y sin hematomas.

- Segundo grado: Rotura parcial de las fibras musculares, con dolor más intenso y hematomas visibles.
- Tercer grado: Rotura completa de las fibras musculares, con dolor severo y notable debilidad.

¿Cuáles son las causas de las lesiones d isquiotibiales?

Las lesiones de isquiotibiales son comunes en actividades deportivas que implican sprints, saltos ymovimientos bruscos, como:

- Fútbol
- Atletismo
- Baloncesto
- Baile

Otros factores que pueden desencadenar lesiones incluyen:

- Falta de calentamiento adecuado.
- Exceso de esfuerzo físico.
- Retorno prematuro a la actividad después de unalesión.
- Tratamientos inadecuados de lesiones anteriores.

¿Cuánto tiempo tarda en recuperarse?

El tiempo de recuperación varía según la gravedad de la lesión:

- Grado 1: Generalmente de unos pocos días a 1 semana.
- Grado 2: De 4 a 6 semanas.
- Grado 3: Entre 4 y 6 meses, con posibilidad de cirugía en casos graves.

Es crucial seguir las recomendaciones médicas y realizar la rehabilitación adecuada para asegurar una recuperación completa y prevenir futuras lesiones.

¿Cómo se trata una lesión en los isquiotibiales?

El tratamiento inicial incluye:

- Descanso: Evitar actividades que empeoren la lesión.
- Aplicación de frío: Durante las primeras 48 horas, cada 2 a 3 horas.
- Elevación de la pierna: Para reducir la hinchazón.
- Uso de muletas: En casos graves, para evitar la carga de peso.

Es fundamental consultar a un profesional de la salud para diagnosticar la gravedad de la lesión y determinar si se requiere cirugía. El tratamiento conservador, que puede incluir fisioterapia, suele ser efectivo y tiene un buen pronóstico.

Para acceder a ejercicios y estiramientos específicos, escanee el código QR adjunto. Este material es un complemento y no un sustituto del diagnóstico y tratamiento profesional. Consulte con un fisioterapeuta para obtener orientación personalizada.

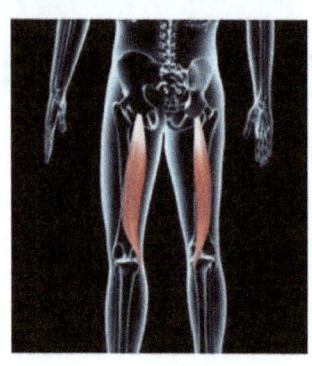

Semimembranoso y Semitendinoso

¿Qué son el semimembranoso y el semitendinoso?

El semimembranoso y el semitendinoso son dos de los tres músculos que componen el grupo de isquiotibiales, situados en la parte posterior del muslo.

Ambos músculos son esenciales para la locomoción, la estabilidad de la pelvis y la realización de movimientos que implican la flexión de la rodilla y la extensión de la cadera.

- Semimembranoso: Ubicado en la parte interna del muslo, este músculo ayuda en la estabilización de la pelvis, la extensión y la rotación interna de la cadera.
- Semitendinoso: Situado entre la cadera y la pierna, contribuye a los movimientos de la cadera y la rodilla, estabilizando la pelvis y participando en la flexión y rotación interna de la pierna.

¿Cómo saber si tengo una lesión?

Los síntomas de una lesión en estos músculos pueden ser fácilmente identificables y suelen incluir:

- Dolor repentino e intenso: A menudo descrito comoun tirón o una sensación de impacto.
- Hematomas y moretones: Especialmente en lesiones más graves.

Las lesiones en estos músculos se clasifican en tres grados:

- Primer grado: Daño leve a las fibras musculares, condolor mínimo y sin hematomas significativos.
- Segundo grado: Rotura parcial de las fibras musculares, con dolor más intenso y presencia de hematomas.

- Tercer grado: Rotura completa de las fibras musculares, con dolor severo, hematomas y debilidad notable.

¿Cuáles son las causas?

Las lesiones en el semimembranoso y el semitendinoso son comunes en deportes que involucran:

- Sprints
- Saltos
- Movimientos bruscos

Algunas actividades que pueden provocar estas lesiones incluyen el fútbol, el atletismo, el baloncesto y el baile. Otros factores que pueden aumentar el riesgo incluyen:

- Falta de calentamiento adecuado.
- Condición física deficiente.
- Exceso de esfuerzo.
- Retorno prematuro a la actividad después de una lesión previa.

¿Cuánto tiempo tarda en recuperarse?

La recuperación varía según la gravedad de la lesión:

- Grado 1: Generalmente de unos pocos días a 1 semana.
- Grado 2: De 4 a 6 semanas, dependiendo del tratamiento y la atención médica.

> Grado 3: Entre 4 y 6 meses, con posible necesidad de cirugía según el diagnóstico y tratamiento.

¿Cómo se trata una lesión en el semimembranoso o el semitendinoso?

El tratamiento inicial incluye:

> Descanso: Evitar actividades que agraven la lesión.
> Aplicación de frío: Durante las primeras 48 horas, cada 2 a 3 horas.
> Elevación de la pierna: Para reducir la hinchazón.
> Uso de muletas: En casos graves, para evitar la carga de peso y aliviar el dolor al caminar.

Es fundamental buscar atención médica para diagnosticar la gravedad de la lesión y determinar si se requiere cirugía. La fisioterapia también es crucial para la rehabilitación y la prevención de futuras lesiones.

Para acceder a ejercicios y estiramientos específicos, escanee el código QR adjunto. Este material es un complemento y no un sustituto del diagnóstico y tratamiento profesional. Consulte con un fisioterapeuta para obtener orientación personalizada.

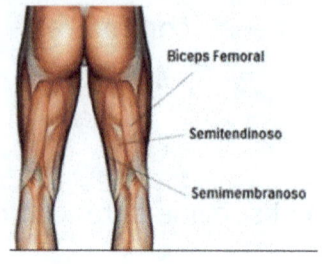 

Músculo Cuádriceps

¿Qué es el músculo cuádriceps?

El cuádriceps es un grupo muscular situado en la parte anterior del muslo, compuesto por cuatro músculos:

- Vasto medial
- Vasto intermedio
- Vasto lateral
- Recto femoral (también conocido como recto anterior)

Este grupo muscular es fundamental para la extensión de la pierna y la flexión del muslo sobre la pelvis, siendo el músculo más fuerte del cuerpo humano.

¿Cómo saber si tengo una lesión en el cuádriceps?

Los síntomas de una lesión en el cuádriceps pueden variar según la gravedad de la distensión muscular:

- Distensión leve: Dolor menor y sensación de adormecimiento en el muslo. Puede haber molestias al doblar o estirar la pierna, y la lesión puede hacerse evidente al día siguiente.

- Distensión moderada: Dolor más intenso acompañado de sensibilidad al tacto, inflamación y hematomas más evidentes.

- La movilidad de la rodilla puede estar parcialmente limitada.

- Distensión grave: Dolor intenso incluso en reposo, inflamación significativa y hematomas pronunciados. La fuerza muscular se ve considerablemente afectada, y puede ser necesario el uso de muletas para caminar.

¿Cuáles son las causas de las lesiones en el cuádriceps?

Las lesiones en el cuádriceps suelen ocurrir durante actividades que implican contracciones bruscas o sobrecarga del músculo, como:

- Sprints
- Saltos
- Golpes directos en el área del muslo

Factores adicionales que pueden contribuir a estas lesiones incluyen:

- Falta de calentamiento adecuado
- Sobrecarga muscular
- Insuficiente tiempo de recuperación entre sesiones de entrenamiento

¿Cuánto tiempo tarda en recuperarse?

El tiempo de recuperación varía según la gravedad de la lesión:

- Distensiones leves: Recuperación en unos pocos días.
- Distensiones moderadas: De 4 a 6 semanas con el tratamiento adecuado.
- Distensiones graves: De 4 a 6 meses, especialmente si se requiere cirugía. La duración exacta depende del tipo de intervención y del proceso de rehabilitación.

Es crucial seguir las indicaciones médicas y de rehabilitación para asegurar una recuperación completa y prevenir futuras lesiones.

¿Cómo se trata una lesión en el cuádriceps?

El tratamiento general incluye:

- Reposo: Evitar actividades que agraven la lesión.

➢ Aplicación de frío: Compresas frías durante las primeras 48 horas para reducir la inflamación.
➢ Compresión: Uso de una venda elástica para controlar la hinchazón.
➢ Rehabilitación: Programas de fisioterapia para recuperar la fuerza y la movilidad.

Es fundamental consultar a un profesional de la salud para evaluar la gravedad de la lesión y determinar si se necesita cirugía.

Para acceder a ejercicios y estiramientos específicos, escanee el código QR adjunto. Este material es un complemento y no un sustituto del diagnóstico y tratamiento profesional. Consulte con un fisioterapeuta para obtener orientación personalizada.

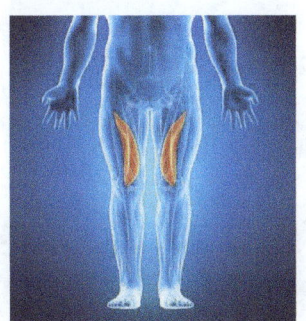

Psoas Iliaco

¿Qué es el psoas ilíaco?

El psoas ilíaco es uno de los músculos más internos del cuerpo humano, ubicado en la región inferior de la espalda y la pelvis. Desempeña un papel crucial en la estabilidad de la columna vertebral y en la flexión y rotación externa de la cadera.

¿Cómo saber si tengo una lesión en el psoas ilíaco?

Las lesiones en el psoas ilíaco suelen manifestarse durante actividades de alta intensidad que implican flexión de la cadera. Los síntomas incluyen:

➢ Dolor interno en la ingle: Puede irradiarse hacia el glúteo, muslo y rodilla.
➢ Molestias lumbares: Dolor o incomodidad en laparte baja de la espalda.

➢ Sensación de fatiga: Sensación general de cansancioen la región afectada.
➢ Aumento del dolor: El dolor puede intensificarse al estar de pie por mucho tiempo o al comenzar a moverse después de un período prolongado de reposo.

¿Cuáles son las causas de una lesión en el psoas íaco?

Las lesiones en el psoas iliaco pueden ser causadas por:

➤ Sobrecarga: Especialmente si no se permite suficiente tiempo de recuperación entre sesiones de entrenamiento o competición.

➤ Actividades sedentarias: Permanecer sentado durante largos períodos puede contribuir a la rigidez y debilidad del músculo.

➤ Movimientos repetitivos: Los deportistas que realizan flexiones repetitivas de cadera, como bailarines, atletas y jugadores de fútbol, son más propensos a desarrollar lesiones en este músculo.

¿Cuánto tiempo tarda en recuperarse?

El tiempo de recuperación varía según la gravedad de la lesión y el tipo de tratamiento. Con un programa adecuado de estiramientos y ejercicios de fortalecimiento, la recuperación puede tomar desde semanas hasta meses. Es fundamental seguir las recomendaciones del médico o fisioterapeuta y evitar apresurar el regreso a actividades físicas intensas para prevenir recaídas.

¿Cómo se trata una lesión en el psoas ilíaco?

El tratamiento para una lesión en el psoas iliaco generalmente incluye:

➢ Reposo deportivo: Reducción de actividades que estresen la cadera.
➢ Aplicación de hielo: En la zona afectada para aliviar el dolor y la inflamación.

➢ Ejercicios de estiramiento y fortalecimiento: Una vez que el dolor haya disminuido, se deben realizar ejercicios específicos bajo la supervisión de un profesional.

➢ Terapias adicionales: En algunos casos, se pueden recomendar técnicas como punción seca, electroterapia u ozonoterapia para acelerar la recuperación.

Para acceder a ejercicios y estiramientos específicos, escanee el código QR adjunto. Este material es un complemento y no un sustituto del diagnóstico y tratamiento profesional. Consulte con un fisioterapeuta para obtener orientación personalizada.

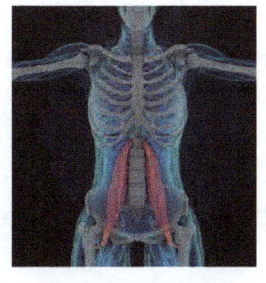 

Músculo Sóleo

¿Qué es el músculo sóleo?

El músculo sóleo es un componente esencial de la pantorrilla, ubicado en la parte posterior de la pierna, debajo del gastrocnemio. Es responsable de la extensión del pie (movimiento de ponerse de puntillas) y es crucial para actividades cotidianas como caminar, correr y saltar.

¿Cómo saber si tengo una lesión en el músculo sóleo?

Los síntomas de una lesión en el músculo sóleo incluyen:

➢ Calambres repentinos y agudos: Aunque el dolor se localiza en el gemelo, puede originarse en el músculo sóleo.
➢ Dolor que se intensifica: Especialmente minutos después de comenzar a moverse, en terrenos inclinados o al realizar esfuerzos que involucren la extensión del pie.

¿Cuánto tiempo tarda en recuperarse?

El tiempo de recuperación varía según la gravedad de la lesión:

> Rotura parcial: Si afecta a un número limitado de fibras musculares, la recuperación puede tomar de 1 a 2 semanas.

> Rotura completa: Para lesiones más graves, la recuperación puede extenderse de 3 a 4 semanas.

¿Cuáles son las causas de una lesión en el músculo sóleo?

Las lesiones en el músculo sóleo pueden ser causadas por:

> Falta de calentamiento: No realizar un calentamiento adecuado antes de actividades físicas intensas puede aumentar el riesgo de lesiones.
> Cambios bruscos en la actividad: Aumentar repentinamente la intensidad o duración de la actividad sin un período de adaptación puede someter al músculo a una tensión extrema.
> Postura incorrecta: Mantener una postura incorrecta al correr o caminar, como apoyar excesivamente el talón, puede aumentar la presión sobre el músculo sóleo.

➢ Traumatismos: Golpes directos en la pantorrilla pueden causar daño al músculo.

¿Cómo se trata una lesión en el músculo sóleo?

El tratamiento para una lesión en el músculo sóleo puede incluir:

➢ Diatermia: Utiliza calor para calentar los tejidos, reduciendo el dolor y promoviendo la recuperación.

➢ Magnetoterapia: Emplea campos magnéticos para estimular la regeneración de tejidos y aliviar el dolor.

➢ Punción seca: Inserción de agujas finas en los puntos gatillo del músculo para aliviar la tensión y mejorar la circulación.

➢ Electroterapia: Utiliza corriente eléctrica para estimular la regeneración muscular y reducir la inflamación.

➢ Estiramientos: Ejercicios específicos para mejorar la flexibilidad y resistencia del músculo sóleo.

➢ Masoterapia: Masajes terapéuticos para relajar el músculo, reducir la tensión y mejorar la circulación sanguínea.

➢ Crioterapia: Aplicación de frío para reducir la inflamación y el dolor, especialmente útil en las primeras etapas de la lesión.

Para acceder a ejercicios y estiramientos específicos, escanee el código QR adjunto. Este material es un complemento y no un sustituto del diagnóstico y tratamiento profesional. Consulte con un fisioterapeuta para obtener orientación personalizada.

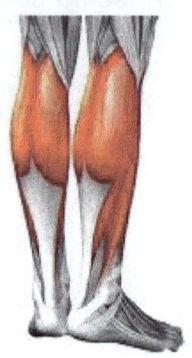

Dolor en los Gemelos

¿Qué es?

El dolor en los gemelos suele ser causado por una contractura muscular, que puede ser provocada por diversos factores como sobrecarga durante la actividad deportiva, permanecer de pie durante largos períodos, sobrepeso, uso de calzado incómodo o compensaciones corporales debido a otras lesiones. La contractura resulta en un acortamiento de los músculos gemelos y puede incluir la formación de puntos gatillo, causando el dolor característico en esta zona.

¿Cómo saber si tengo una lesión?

Los signos de una lesión en los gemelos incluyen:

➤ Dolor persistente: Sensación aguda y constante en los gemelos, que puede intensificarse al caminar o al estirar los músculos.

➤ Calambres musculares: Calambres intensos y dolorosos en los gemelos, a menudo desencadenados por el movimiento.

➤ Debilidad muscular: Sensación de debilidad o dificultad para levantarse en las puntas de los pies debido a la tensión muscular.

➤ Presencia de nódulos o bandas tensas: Nódulos o bandas tensas en el músculo que se pueden detectar al tocar los gemelos.

¿Cuánto tiempo tarda en recuperarse?

El tiempo de recuperación varía según la gravedad de la lesión y la efectividad del tratamiento. Con reposo adecuado, estiramientos, aplicación de calor y frío, masajes y atención profesional, muchos casos de dolor en los gemelos pueden mejorar en una o dos semanas. La constancia en el tratamiento y el seguimiento de las recomendaciones médicas son esenciales para una recuperación óptima.

¿Cómo se cura?

Para tratar el dolor en los gemelos, considera los siguientes métodos:

➢ Descanso y estiramientos: Permitir que los gemelos descansen y evitar actividades que puedan agravar el dolor. Realizar estiramientos suaves y regulares para relajar el músculo y mejorar su flexibilidad.

➢ Aplicación de calor y frío: Alternar entre compresas calientes y frías en el área afectada para reducir la inflamación y aliviar la tensión muscular.

➢ Masajes y automasajes: Realizar masajes suaves para liberar la tensión y promover la circulación sanguínea en la zona, aliviando el dolor.

➢ Fortalecimiento y ejercicios de flexibilidad: Ejercicios diseñados para fortalecer y estirar los músculos gemelos pueden prevenir futuros episodios de dolor y mejorar su rendimiento.

➢ Uso de calzado adecuado: Elegir calzado que brinde buen soporte y amortiguación para proteger los gemelos durante actividades físicas y caminatas prolongadas.

➢ Reposo y atención profesional: Si el dolor persiste o empeora, es crucial buscar atención médica para una evaluación adecuada y un tratamiento personalizado. Esto puede incluir terapias adicionales como fisioterapia o medicación, si es necesario.

Para acceder a ejercicios y estiramientos específicos, escanee el código QR adjunto. Este material sirve como complemento y no sustituye el diagnóstico y tratamiento profesional. Consulte con un fisioterapeuta para obtener orientación personalizada.

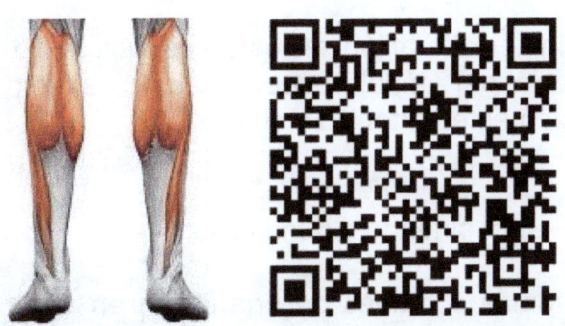

Túnel del Tarso

¿Qué es?

El túnel del tarso es un espacio anatómico estrecho situado en la región posteromedial del tobillo, con dimensiones aproximadas de 2.5 a 3.0 cm de ancho. En este túnel pasan estructuras importantes como:

➤ El tendón del tibial posterior.
➤ El flexor largo de los dedos.
➤ La arteria tibial posterior.
➤ Las venas satélites.
➤ El nervio tibial.

Cualquier alteración en estas estructuras o en el espacio del túnel puede causar síntomas y problemas en el tobillo y el pie.

¿Cómo saber si tengo alguna lesión?

Los síntomas comunes de una lesión en el túnel del tarso pueden incluir:

➤ Cambios en la sensibilidad: Sensación de ardor, entumecimiento, hormigueo u otras sensaciones anormales en la parte inferior del pie y los dedos.
➤ Dolor en el tobillo o el pie: Dolor localizado en el área del túnel del tarso.

- Debilidad muscular: Debilidad en los músculos del pie.
- Dificultad para caminar: Problemas para caminar o realizar actividades normales debido al dolor o la debilidad.

¿Cuáles son las causas?

Las lesiones en el túnel del tarso pueden ser causadas por diversos factores, incluyendo:

- Procesos inflamatorios: Como la fascitis plantar.
- Esguinces o fracturas de tobillo.
- Hipertrofia muscular.
- Enfermedades metabólicas o sistémicas: Como diabetes, artritis reumatoide, hipotiroidismo e hiperlipidemias.
- Deformidades estructurales: Como el pie plano o valgo.

Identificar y tratar la causa subyacente es crucial para manejar efectivamente las lesiones en el túnel del tarso y prevenir recurrencias futuras.

¿Cuánto tiempo tarda en recuperarse?

El tiempo de recuperación puede variar dependiendo de la causa y la gravedad de la lesión, así como de la efectividad del tratamiento. Generalmente, un diagnóstico temprano y un tratamiento adecuado pueden mejorar el pronóstico.

Sin embargo, en algunos casos, la recuperación puede llevar semanas o incluso meses, especialmente si se requiere cirugía. Es esencial seguir las recomendaciones médicas y realizar el seguimiento adecuado para asegurar una recuperación óptima.

¿Cómo se cura?

El tratamiento para una lesión en el túnel del tarso puede incluir varias opciones, dependiendo de la causa y la gravedad de la lesión:

- ➢ Medicamentos: Pueden incluir vitaminas para el nervio o medicamentos antiinflamatorios para aliviar el dolor y la inflamación.
- ➢ Terapia física: Sesiones de fisioterapia pueden ayudar a fortalecer los músculos del pie, mejorar la movilidad y reducir el dolor.
- ➢ Infiltraciones locales: Corticoides pueden ser administrados en casos agudos para reducir la inflamación y el dolor.
- ➢ Tratamientos invasivos: En casos graves o resistentes al tratamiento conservador, se puede considerar la radiofrecuencia invasiva para modular el dolor.
- ➢ Corrección de deformidades: Si la lesión está asociada con deformidades como el pie plano-valgo, se pueden utilizar dispositivos ortopédicos o considerar cirugía para corregir la anomalía.

➤ **Tratamiento de enfermedades subyacentes:** Es importante controlar condiciones médicas asociadas, como diabetes o artritis reumatoide, para mejorar los síntomas en el túnel del tarso.

Para acceder a ejercicios y estiramientos específicos, escanee el código QR adjunto.

Este material es un complemento y no sustituye el diagnóstico y tratamiento profesional. Consulte con un fisioterapeuta para obtener orientación personalizada.

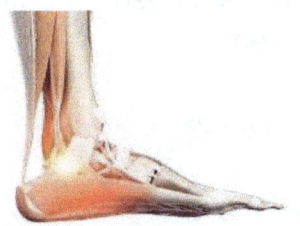

Espolón Calcáneo

¿Qué es?

El espolón calcáneo, también conocido como espolón en el talón, es una condición ortopédica caracterizada por el crecimiento anormal de una parte del hueso del talón, formando una prominencia ósea en la parte inferior del talón. Esta prominencia puede causar dolor intenso en la planta del pie, especialmente al caminar o estar de pie durante largos períodos.

¿Cómo saber si tengo alguna lesión?

Los síntomas del espolón calcáneo suelen ser evidentes y fáciles de detectar. Además de la protuberancia ósea en el talón, puedes experimentar:

➢ Dolor opresivo: Sensación de dolor al palpar la zona del talón de Aquiles o al realizar esfuerzos en el tendón.
➢ Dolor al caminar o estar de pie: Especialmente en las mañanas al levantarse de la cama.
➢ Bulto en el talón: En algunos casos, puede haber un bulto orientado hacia los dedos del pie, conocido como espolón plantar.

¿Cuánto tiempo tarda en recuperarse?

El tiempo de recuperación del espolón calcáneo puede variar según la gravedad de la condición y la efectividad del tratamiento. En muchos casos, el dolor puede aliviarse en semanas con medidas conservadoras como reposo, terapia física y uso de calzado adecuado. Sin embargo, en casos más graves o si no se sigue un plan de tratamiento adecuado, la recuperación puede llevar meses e incluso requerir intervención quirúrgica.

¿Cuáles son las causas?

Las causas del espolón calcáneo pueden incluir:

- Estrés crónico en la región del talón: Factores como la obesidad, el pie plano o cavo, el uso de calzado inadecuado, el exceso de actividad física o estar de pie durante largos períodos.
- Cambios en la forma de caminar o pisar: Que pueden ejercer presión adicional sobre el talón.
- Lesiones deportivas o traumáticas en el talón.
- Enfermedades sistémicas: Como la artritis o la diabetes, que pueden contribuir al desarrollo de problemas en los pies.
- Factores genéticos: Que predisponen a una mala alineación del pie y el tobillo.

Es importante abordar las causas subyacentes del espolón calcáneo para prevenir la recurrencia y promover una recuperación efectiva.

¿Cómo se cura?

El tratamiento del espolón calcáneo puede implicar una combinación de medidas para aliviar el dolor y promover la curación, que incluyen:

- Reposo y reducción de actividades: Que causen dolor en el talón.
- Uso de calzado adecuado: Que brinde soporte y amortiguación al talón.
- Terapia física y ejercicios específicos: Para fortalecer los músculos de la pantorrilla y mejorar la flexibilidad.

- Aplicación de hielo: En el área afectada para reducir la inflamación y el dolor.
- Uso de plantillas ortopédicas: Para corregir la alineación del pie y reducir la presión sobre el talón.
- Medicamentos antiinflamatorios y analgésicos: Para aliviar el dolor y la inflamación.

Para acceder a ejercicios y estiramientos específicos, escanee el código QR adjunto. Este material es un complemento y no sustituye el diagnóstico y tratamiento profesional. Consulte con un fisioterapeuta para obtener orientación personalizada.

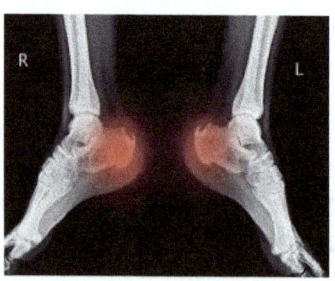

Fascitis Plantar

¿Qué es?

La fascitis plantar es una afección dolorosa que afecta la fascia plantar, una banda gruesa de tejido conectivo que se extiende desde el hueso del talón hasta la base de los dedos del pie. Esta fascia actúa como soporte para el arco del pie y ayuda en la absorción de impactos durante la marcha. La fascitis plantar se caracteriza por dolor e inflamación en el área del talón y el arco del pie.

¿Cómo saber si tengo alguna lesión?

Los síntomas de la fascitis plantar incluyen:

➢ Dolor agudo o punzante en el talón: Especialmente al dar los primeros pasos después de levantarse por la mañana.
➢ Dolor que mejora con el movimiento: Pero empeora después de períodos prolongados de estar de pie o caminar.
➢ Sensibilidad en el talón: O la parte inferior del pie al presionar con los dedos.
➢ Rigidez o dolor en el arco del pie.
➢ Posible hinchazón en el área afectada.

¿Cuánto tiempo tarda en recuperarse?

El tiempo de recuperación de la fascitis plantar puede variar según la gravedad de la afección y la efectividad del tratamiento. Los síntomas pueden mejorar en semanas con medidas conservadoras adecuadas.

Sin embargo, en casos más graves o crónicos, la recuperación puede llevar meses e incluso requerir intervenciones más agresivas, como inyecciones de corticosteroides o terapia física más intensiva.

¿Cuáles son las causas?

Las causas de la fascitis plantar pueden incluir:

- Sobrecarga o tensión repetida: Actividades como correr, caminar largas distancias, estar de pie durante períodos prolongados o usar calzado inadecuado.
- Deformidades del pie: Como pie plano o pie cavo, que pueden ejercer presión adicional en la fascia.
- Factores biomecánicos: Como una marcha anormal o una mala alineación del pie y el tobillo.

- Obesidad o aumento repentino de peso: Que pueden aumentar la presión sobre la fascia plantar.
- Envejecimiento y debilitamiento del tejido conectivo: Lo que puede aumentar el riesgo de desarrollar fascitis plantar.

¿Cómo se cura?

El tratamiento de la fascitis plantar suele implicar una combinación de medidas conservadoras, que pueden incluir:

- Reposo y limitación de actividades: Que empeoren el dolor.
- Terapia de estiramiento y fortalecimiento: Para la fascia plantar y los músculos de la pantorrilla.
- Uso de calzado adecuado y soportes para el arco del pie.
- Aplicación de hielo: En el área afectada para reducir la inflamación.
- Terapia física: Que puede incluir técnicas de ultrasonido o terapia láser para promover la curación.
- Uso de dispositivos ortopédicos: Como férulas nocturnas o plantillas, para mantener el pie en una posición neutral durante el descanso.
- Medicamentos antiinflamatorios no esteroides (AINE): Para aliviar el dolor y la inflamación.

Para acceder a ejercicios y estiramientos específicos, escanee el código QR adjunto. Este material es un complemento y no sustituye el diagnóstico y tratamiento profesional. Consulte con un fisioterapeuta para obtener orientación personalizada.

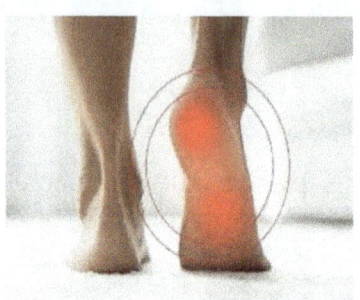

Esguince de Tobillo

¿Qué es?

Un esguince de tobillo es una lesión común que ocurre cuando los ligamentos que conectan los huesos del tobillo se estiran o desgarran debido a un movimiento brusco o una fuerza excesiva. La gravedad del esguince puede variar desde un estiramiento leve hasta un desgarro completo de los ligamentos.

¿Cómo saber si tengo alguna lesión?

Los síntomas típicos de un esguince de tobillo incluyen:

➢ Dolor repentino y agudo: Especialmente después de un movimiento brusco o una torsión.
➢ Inflamación: Alrededor del área afectada.
➢ Hematomas o decoloración: En la piel.
➢ Dificultad para soportar peso: En el tobillo lesionado.
➢ Sensibilidad al tacto y rigidez: En el tobillo.
➢ Movilidad limitada: O dificultad para mover el tobillo.

Si experimentas alguno de estos síntomas después de una lesión en el tobillo, es importante buscar atención médica para recibir un diagnóstico adecuado y un plan de tratamiento.

¿Cuánto tiempo tarda en recuperarse?

La recuperación de un esguince de tobillo varía según la gravedad de la lesión:

➢ Esguinces leves: Pueden sanar en unas pocas semanas con tratamiento adecuado y descanso.
➢ Esguinces moderados: Pueden tardar varias semanas en sanar.

> Esguinces graves: Pueden requerir meses de rehabilitación.

Es fundamental seguir las recomendaciones del médico y el fisioterapeuta para una recuperación completa y para prevenir futuras lesiones.

¿Cuáles son las causas?

Los esguinces de tobillo pueden ocurrir debido a:

> Torsión o giro repentino: Del tobillo.
> Caídas o tropezones.
> Actividades deportivas: Que implican movimientos bruscos o cambios de dirección.
> Superficie irregular o inestable.
> Calzado inadecuado o mal ajustado.
> Factores anatómicos: Como pies planos o hiperlaxitud ligamentosa.

La prevención incluye el uso de calzado adecuado, fortalecimiento de los músculos del tobillo y la realización de ejercicios de equilibrio y propiocepción para mejorar la estabilidad del tobillo.

¿Cómo se cura?

El tratamiento para un esguince de tobillo generalmente incluye:

- ➢ Reposo: Evitar actividades que pongan tensión en eltobillo lesionado para permitir la reparación de los ligamentos.
- ➢ Hielo: Aplicar compresas de hielo en el tobillo durante 15-20 minutos varias veces al día para reducir la inflamación y el dolor.
- ➢ Compresión: Envolver el tobillo con una venda elástica para ayudar a reducir la hinchazón y proporcionar soporte.
- ➢ Elevación: Mantener el tobillo elevado por encima del nivel del corazón para reducir la hinchazón.
- ➢ Medicamentos: Tomar analgésicos de venta libre, como ibuprofeno o paracetamol, para controlar el dolor y la inflamación.
- ➢ Terapia física: Realizar ejercicios de fortalecimiento, estiramientos y ejercicios de equilibrio bajo la supervisión de un fisioterapeuta para restaurar la fuerza y la movilidad en el tobillo lesionado.
- ➢ Dispositivos de soporte: Usar una férula, un yeso o un dispositivo ortopédico para estabilizar el tobillo yprevenir futuras lesiones.

Para acceder a ejercicios y estiramientos específicos, escanee el código QR adjunto. Este material actúa como complemento y no sustituye el diagnóstico y tratamiento de un profesional en la salud. Consulte con un fisioterapeuta para obtener orientación personalizada.

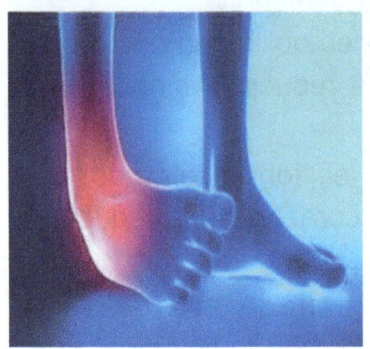

Conclusiones

El cuerpo es una herramienta esencial para nuestra vida cotidiana, especialmente en el ámbito laboral. A lo largo de este libro, hemos explorado cómo las demandas físicas del trabajo pueden afectar nuestra salud a largo plazo y cómo prevenir, identificar y tratar diversas patologías relacionadas con el entorno laboral.

El conocimiento y la conciencia sobre el impacto que el trabajo puede tener en nuestro cuerpo es el primer paso hacia la prevención. Tomar medidas proactivas, como mantener una postura adecuada, realizar ejercicios de fortalecimiento y flexibilización, y contar con la ergonomía adecuada, puede marcar una diferencia significativa en nuestra calidad de vida.

Es fundamental comprender que cuidar el cuerpo no es solo una cuestión de salud física, sino también de bienestar emocional y mental. Un cuerpo sano permite mayor productividad, satisfacción personal y longevidad en la vida laboral.

En muchos casos, el dolor o las molestias suelen ser ignorados o atribuidos a las exigencias del trabajo diario, pero atender estos signos a tiempo puede prevenir complicaciones mayores. Por ello, es vital no subestimar las señales que nos da el cuerpo y acudir a un profesional de la salud ante cualquier síntoma.

Este libro no solo busca informar, sino también inspirar a los lectores a tomar el control de su salud física en el ámbito laboral. Aunque no siempre es posible cambiar las condiciones del trabajo, sí podemos modificar nuestros hábitos y nuestra actitud hacia el cuidado corporal. Al final, invertir en la salud es invertir en nuestro futuro.

En resumen, prevenir es siempre mejor que curar. El equilibrio entre la vida laboral y el cuidado del cuerpo es fundamental para un bienestar integral. Que este libro sirva como guía y recordatorio de que, aunque el trabajo es importante, la salud debe ser siempre nuestra prioridad. El cuerpo es el único lugar que habitamos todos los días: cuidémoslo para disfrutar de una vida plena y saludable.

Bibliografía

1. **Kisner, C., & Colby, L. A. (2017).** *Therapeutic Exercise: Foundations and Techniques.* F.A. Davis Company.

   Un libro fundamental sobre la terapia de ejercicio para mejorar el rendimiento físico y la rehabilitación de lesiones.

2. **Magee, D. J. (2014).** *Orthopedic Physical Assessment.* Elsevier Health Sciences.

   Este texto profundiza en la evaluación física ortopédica, que es crucial para diagnosticar patologías relacionadas con el trabajo y elaborar planes de tratamiento.

3. **Sahrmann, S. A. (2001).** *Diagnosis and Treatment of Movement Impairment Syndromes.* Elsevier Health Sciences.

   Aborda los síndromes de alteración del movimiento y su tratamiento, aspectos fundamentales para entender las patologías laborales que afectan el sistema musculoesquelético.

4. **Travell, J. G., & Simons, D. G. (1998).** *Myofascial Pain and Dysfunction: The Trigger Point Manual (Vol. 1: Upper Half of Body).* Lippincott Williams & Wilkins.

Una obra clásica sobre los puntos gatillo y el tratamiento del dolor miofascial, que puede ser útil para entender algunas de las causas de las patologías laborales que afectan los músculos.

5. **Peterson, K., & Renström, P. (2001).** *Sports Injuries: Their Prevention and Treatment.* Springer.

   Aunque centrado en las lesiones deportivas, muchos de los principios de prevención y tratamiento son aplicables a las lesiones laborales que afectan el aparato locomotor.

6. **Donatelli, R. (2011).** *Physical Therapy of the Shoulder.* Elsevier Health Sciences.

   Especialmente útil para el tratamiento de patologías relacionadas con el trabajo que involucran la cintura escapular y los miembros superiores.

7. **McGill, S. M. (2016).** *Low Back Disorders: Evidence-Based Prevention and Rehabilitation.* Human Kinetics.

   Un recurso esencial sobre el dolor lumbar, que es una de las patologías más comunes relacionadas con el trabajo.

8. **Page, P., Frank, C. C., & Lardner, R. (2010).** *Assessment and Treatment of Muscle Imbalance: The Janda Approach.* Human Kinetics.

Presenta una metodología para tratar desequilibrios musculares, un problema frecuente en personas que realizan trabajos físicos o repetitivos.

9. **Garde, A. H., Hansen, A. M., & Persson, R. (2016).** *Physical Workload and Ergonomics.* CRC Press.

Un libro que explora cómo la carga física y las malas condiciones ergonómicas pueden contribuir al desarrollo de patologías relacionadas con el trabajo.

10. **Davis, D. S. (2014).** *Functional Anatomy for Occupational Therapy.* Wiley-Blackwell.

Un enfoque en la anatomía funcional aplicada a la terapia ocupacional, con un énfasis en las implicaciones laborales y de movilidad que pueden ayudar en el diagnóstico y tratamiento de patologíasdel trabajo.

11. **American Physical Therapy Association (APTA). (2021).** *Guide to Physical Therapist Practice 4.0.* APTA.

Una guía actualizada que aborda los estándares de la práctica de la fisioterapia, relevante para el enfoque terapéutico de las patologías musculoesqueléticas.

12. **Nelson, N., & Silverstein, B. (1998).** *Work-Related Musculoskeletal Disorders: The Research Base.* National Academy Press.

Un estudio detallado sobre los trastornos musculoesqueléticos relacionados con el trabajo, fundamental para comprender los factores de riesgo y estrategias de prevención.

www.ingramcontent.com/pod-product-compliance
Lightning Source LLC
Chambersburg PA
CBHW070352230526
45471CB00006B/2527

www.ingramcontent.com/pod-product-compliance
Lightning Source LLC
Chambersburg PA
CBHW070353230526
45471CB00006B/2556